DISCOURS

SUR

LA TUBERCULOSE

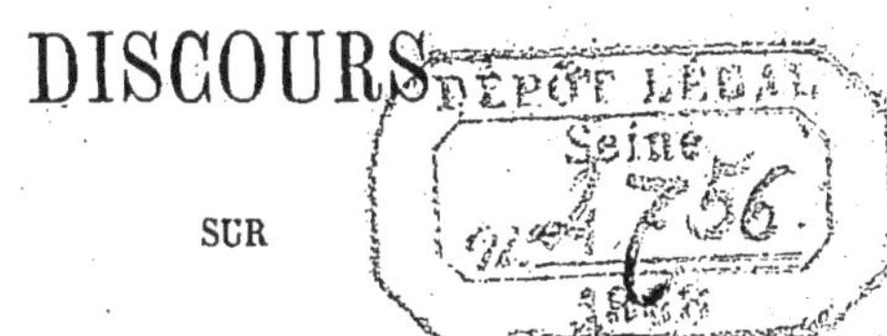

PRONONCÉ A L'ACADÉMIE IMPÉRIALE DE MÉDECINE

dans sa séance du 2 juin 1868,

PAR

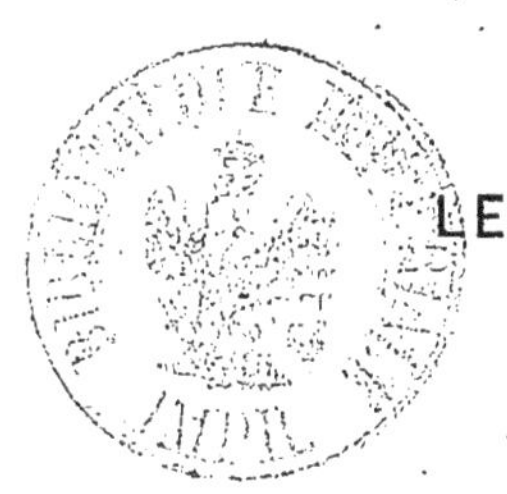

LE DOCTEUR J. GUÉRIN.

PARIS
AU BUREAU DE LA GAZETTE MÉDICALE,
Place Saint-Michel, 4.

1868

Paris. — Imprimé par E. Thunot et Ce, rue Racine, 26.

DISCOURS

SUR LA TUBERCULOSE.

Messieurs,

La plupart des personnes qui ont suivi la discussion sur la tuberculose paraissent assez disposées à croire que cette discussion n'a produit que de médiocres résultats. Elles allèguent la diversité des opinions exprimées, si ce n'est leur opposition complète sur presque tous les points abordés. Il n'y a pas eu seulement dissidence entre les doctrines, mais entre les faits, les observations, les expériences, les théories, les méthodes; de telle façon qu'il y a eu presque autant d'opinions que de discours. Cela explique donc, jusqu'à un certain point, le sentiment de ceux qui regardent la discussion sur la tuberculose comme ayant été presque entièrement stérile. Pour mon compte, je ne suis pas du tout de cet avis : je pense au contraire que la discussion sur la tuberculose comptera parmi celles qui auront le plus honoré l'Académie et qui auront le mieux servi la science. Outre qu'elle a mis en présence toutes les idées, toutes les doctrines représentées par les esprits les plus éminents de notre époque, elle a remué profondément la science sur un des points les plus importants de la pathologie médicale. Elle a fait voir ce qu'on savait et ce qu'on ne savait pas; et bien qu'elle n'ait pas produit des solutions complètes, positives, elle a préparé ces solutions. Il faut souvent peu de chose, un trait de lumière pour achever d'éclairer ce qui était obscur, pour convertir en vérité ce qui ne semblait qu'hypothèse; alors chaque chose prend sa place, et les vérités se dégagent des erreurs qui tombent comme les déchets d'une œuvre qui se constitue et se complète. Du reste, messieurs, il n'y a pas en médecine de vérités d'emblée : la multiplicité des observations et le temps seul peuvent donner cette démonstration ultime qui est la consécration et le couronnement de toute idée nouvelle. Je l'ai dit, il faut souvent peu de chose pour achever une solution ; c'est ce peu de chose que je veux essayer d'apporter dans la discussion.

Jusqu'ici, l'Académie a pu le remarquer, quoique tous les membres qui ont pris la parole sachent parfaitement que la tuberculose est une affection générale qui s'exerce sur tous les départements de l'organisme, le débat a presque toujours roulé sur la tuberculose pulmonaire, la tuberculose localisée dans le poumon. Ç'a été, à proprement parler, une discussion toute médicale. Cependant la tuberculose siége souvent ailleurs ; et, parmi les localisations qu'elle affecte, il en est une qu'elle choisit de préférence, et qu'il m'a été donné d'observer sur une grande échelle depuis plus de trente ans : je veux parler de la tuberculose des os. Cette localisation de la maladie est, à proprement parler, du domaine chirurgical ; elle constitue une sorte de pathologie humaine comparée, dont le théâtre tout extérieur peut offrir plus directement aux yeux ce qui se passe pour la tuberculose pulmonaire dans les profondeurs de l'organisme. Le lien qui réunit essentiellement ces deux localisations de la même maladie permet incessamment d'appliquer à l'une ce qui a été vu plus clairement dans l'autre. C'est donc à la lumière de ce supplément d'observations que je vais essayer d'éclairer quelques points de la tuberculose.

La discussion a abordé tant de questions, elle a étendu tellement le débat, qu'il est devenu nécessaire d'en définir à nouveau et d'en circonscrire nettement l'objet : d'autant plus que je ne voudrais pas m'exposer, à l'occasion des points déjà traités, à répéter ce qui a été dit d'une manière si distinguée par les orateurs qui m'ont précédé.

L'objet de la discussion est de déterminer le sens précis des expériences qui ont été soumises au jugement de l'Académie, de montrer leur rapport avec ce que l'on sait sur la tuberculose, avec les enseignements de la pathologie générale et les données de la tradition clinique ; de montrer, en un mot, comment ces expériences, parfaitement contrôlées et habilement reproduites par notre savant rapporteur, peuvent se concilier avec les doctrines qu'elles semblaient renverser, et ne pas entraîner les changements d'idées et de doctrines qu'elles semblaient rendre inévitables. En d'autres termes, on a prouvé surabondamment, par voie indirecte comme par voie d'exclusion, que les propriétés de spécificité, de contagion et de virulence dont les expériences de M. Villemin semblaient devoir doter la tuberculose, sont en désaccord avec la pathologie générale et la clinique, bien qu'elles paraissent encore, aux yeux mêmes de plusieurs d'entre vous, consacrer ces nouveaux attributs du tubercule. Ce qu'il y a maintenant à faire, c'est de prouver directement, par la nature même du mécanisme de la tuberculisation artificielle, que ce mécanisme prouve tout autre chose que ce qu'on a voulu lui faire prouver, et confirme, au lieu de les renverser, les enseignements de la science antérieure sur la tuberculose. Tel est l'objet de mon argumentation.

Lorsque les chimistes ont à faire des opérations, ils commencent par s'assurer de la composition et de la pureté de leurs réactifs; sans ce préalable, ils s'exposent à toutes sortes de mécomptes. Notre réactif principal, pour apprécier les expériences d'inoculation qui ont été soumises à l'Académie, c'est le *tubercule.* Qu'est-ce que le tubercule? car on en a toujours parlé jusqu'ici comme d'un corps déterminé, d'une existence et d'une composition propres, et de façon à laisser croire que, dans les diverses opérations où il est intervenu, on ait pu compter sur un produit ou un agent identique à lui-même. Eh bien! il n'en est rien cependant.

Au point de vue purement objectif, et vu par les yeux, le tubercule comprend une série de formes et d'états que l'on a décrits sous les noms de *corpuscules primitifs*, de *granulations grises*, de *masses jaunes*, de *tubercules caséeux*, de *concrétions calcaires*, de *cavernes tuberculeuses;* vu par le microscope, c'est un assemblage de *filaments*, de *cellules*, de *globules* de différentes formes et dimensions, de composition diverse et de caractères variables, sans détermination précise pour chacune des formes sous lesquelles l'œil nu les aperçoit, et sans détermination aucune du rapport des parties entre elles.

Vu par les yeux de l'esprit, le tubercule ne se présente pas avec des formes et une signification mieux déterminées. Les classifications dont il a été l'objet, les phases d'évolution qu'on lui a assignées, les métamorphoses qu'on lui a supposées n'ont pas dissipé la confusion résultant du défaut de détermination objective. L'esprit n'a pas été plus heureux que les yeux avec ou sans microscope; et bien que celui-ci ait eu la prétention de lui assigner des caractères pathognomoniques, on est resté jusqu'ici dans l'ignorance la plus complète sur les formes, la composition élémentaire ou rudimentaire du tubercule. A l'égard des révélations du microscope, il nous est impossible d'accepter, comme des déterminations sérieuses, l'indication de quelques cellules ou globules caractéristiques. Cela ne nous suffit pas. Jusqu'à ce que le microscope parvienne à distinguer d'emblée et séparer nettement sur le porte-objet, d'après sa composition élémentaire, le tubercule de ce qui n'est pas lui, nous lui refuserons la prétention de donner, par quelques indications de cellules plus ou moins spéciales, la véritable caractéristique de ce produit. On n'est donc guère plus avancé aujourd'hui qu'aux temps de Bayle et de Laennec sur la composition élémentaire du tubercule. La dissidence qui a régné au début entre ces deux premiers historiens de la tuberculose, est à peu près la même entre leurs continuateurs. Pour les uns, les deux principales formes qui se rencontrent dans la tuberculose pulmonaire, les granulations grises et les masses jaunes caséeuses sont des produits d'origine et d'ordres différents; pour les autres, ce sont les mêmes produits à différents degrés d'évolution : les explications seules ont varié ; ce n'est pas le moment de nous y arrêter. Ajoutons seulement que l'incertitude est encore tellement grande que, parmi les observateurs les plus récents et les plus accrédités, il en est qui ont changé plusieurs fois d'opinion ; je me bornerai à citer M. Lebert, cet historien si exact en quelque façon photographique de la tuberculose (1).

(1) Voici le dernier mot de ce savant micrographe : « Quant au tubercule chez l'homme, je continue à soutenir qu'il ne saurait plus être envisagé aujourd'hui comme un produit néoplasique, à vie propre, tel que les tumeurs cancéreuses fibro-plastiques, fibreuses, épithéliales, les enchondromes et les lipomes. Rien n'est plus transitoire et moins doué d'une vie prolongée que la granulation tuberculeuse et les tubercules en général. La vascularité cesse à leur pourtour et les cellules entassées étroitement, scellées ensemble, sont si peu aptes à la multiplication cellulaire, que leur propre développement vers le milieu et le centre reste incomplet et que leur tendance à la désagrégation, à la fonte granuleuse, à la transformation graisseuse n'est mise en doute par personne. D'un autre côté, ce sont là des caractères que l'on rencontre d'une manière exactement identique dans les produits de l'inflamma-

La conclusion à laquelle je veuille arriver en montrant le désaccord profond qui existe sur la composition élémentaire du tubercule, n'est pas d'accuser la pauvreté de la science sur ce point; je veux au contraire, en signalant ce premier fait, en tirer deux conséquences également utiles pour la discussion qui va suivre, à savoir : l'une, qu'on ne saurait assigner au tubercule aucune forme, aucune composition caractéristique qui puisse lui donner la moindre apparence d'un produit spécifique. Or tout ce qui est spécifique a une forme déterminée : c'est en quelque façon un reflet de la cause qui a déterminé et fixé le rapport de ses éléments; rien de semblable dans le tubercule : c'est un agrégat sans caractère déterminé : ni les granulations grises ni le tubercule caséeux ne sauraient avoir cette prétention. La seconde conséquence, c'est que, de la multiplicité des formes, de la variabilité des éléments, et de l'opposition des déterminations, on peut au moins conclure à un défaut d'homogénéité, à une composition multiple et variable des éléments matériels du tubercule. Est-il nécessaire d'ajouter qu'en présence et avec le concours d'un tel réactif, les expériences ne sauraient avoir le caractère de la précision et conduire à autre chose qu'à des conclusions arbitraires.

Je passe aux expériences qui ont fait l'objet de cette discussion, et

---

tion avec suppuration, soit qu'on l'étudie dans le tissu conjonctif, soit dans l'épithélial ou glandulaire.

« Et qu'est-ce que cette fameuse granulation? C'est encore un état transitoire et intermédiaire entre quelques cellules qui se multiplient, un amas presque microscopique de ces mêmes cellules d'un côté, et de l'autre un amas cellulaire beaucoup plus considérable qu'une granulation, soit massif, soit étendu en surface le long d'une gaîne bronchique, d'un vaisseau sanguin, d'un tractus, de tissu connectif interstitiel. Aussi la discussion si le tubercule commence toujours par une granulation ou non me paraît-elle perdre par cela même de son importance. Evidemment un très-petit foyer alvéolaire, ou péri-bronchique, ou péri-artériel, l'amas cellulaire, offre à un moment donné de son développement la forme et les dimensions d'une granulation; je ne puis donc pas admettre avec quelques auteurs cette séparation nette et tranchée entre la phthisie dite caséeuse, épithéliale, scrofuleuse et la phthisie tuberculeuse. »

je vais les envisager d'abord en elles-mêmes au point de vue purement matériel, et abstraction de toute considération théorique.

Je n'ai pas besoin de rappeler à l'Académie les expériences de M. Villemin : elles ont été fidèlement et clairement exposées par notre savant rapporteur; il les a vérifiées dans leurs moindres détails, et de cette vérification il résulte :

1° Que tous les états, toutes les formes, tous les degrés du tubercule ont pu être inoculés et produire la tuberculose pulmonaire sous ses différentes formes et à ses différents degrés. M. Colin a successivement inoculé, avec succès, la granulation grise, le tubercule mou, dur, les masses caséeuses, la matière jaune, la substance ferme de la phthisie calcaire de la vache, le contenu des cavernes, tout, à l'exception de la matière tout à fait crétacée, dépouillée de toute espèce d'élément organique solide ou liquide. Cette matière seule s'est montrée réfractaire. J'ajouterai que parmi les expériences de M. Villemin qu'a citées M. le rapporteur, il s'en trouve une où l'auteur a inséré derrière l'oreille d'un lapin « deux petits fragments de tuber- « cule et un peu de *liquide* d'une *caverne pulmonaire* provenant « d'un phthisique *mort depuis trente-trois heures.* » Il n'échappera à personne que du liquide de caverne exposé à l'air depuis trente-trois heures, c'est-à-dire du pus mêlé à la substance tuberculeuse et nécessairement altéré par son exposition à l'air, ne peut être considéré comme du tubercule véritable, mais comme un nouvel élément ajouté à tous ceux auxquels on a reconnu la propriété de produire du tubercule.

Ce résultat uniforme, obtenu avec des éléments si complexes et si différents, devait faire soupçonner qu'on trouverait probablement en dehors du tubercule des matières tout à fait étrangères à sa constitution; capables de provoquer la tuberculose pulmonaire. Cette idée, qui avait déjà surgi dans quelques esprits, même avant les expériences de M. Villemin, n'a fait que prendre plus de consistance après la première publication de ces expériences. Partout, en Angleterre, en Allemagne, en France, on a essayé de provoquer la tuberculose artificielle avec les substances les plus diverses. M. Clark, en Angleterre, avait produit des granulations grises par l'inoculation du pus ordinaire; plus récemment, MM. Sanderson et Vilson-Fox, du Collége des chirurgiens, ont obtenu des résultats analogues : le premier, avec les matières organiques les plus diverses, le second, en pratiquant un simple séton suppurant au cou d'un lapin. En Allemagne, M. Lebert a produit les mêmes résultats avec du pus, différentes matières organiques, et même avec du charbon; en France, M. Empis, avec du pus puerpéral, du pus des plaques de Peyer ulcérées, avec celui des pneumonies franchement inflammatoires; et jusqu'à notre savant collègue M. Béhier, qui a obtenu le même résultat en injectant de la graisse dans les veines. J'avais eu le dessein, avant de prendre la parole, de contrôler moi-même par l'expérimentation ces différents résultats. Des circonstances indépendantes de ma volonté m'en ont empêché. Mais je les admets par induction de ce qui a été si positivement établi par les expériences de notre savant rapporteur, et aussi en raison de la confiance que j'ai dans les hommes qui les ont annoncés. Pour moi donc, cette production artificielle de la tuberculose effectuée par M. Villemin, par M. Colin et par différents auteurs que je viens de citer, ne fait que me confirmer dans l'opinion que j'ai d'abord émise à l'endroit du défaut de spécificité et d'homogénéité du tubercule, opinion qui va ressortir de plus en plus, à mesure que nous avancerons dans la discussion des faits et expériences de tuberculose artificielle.

En voyant en effet, d'une part les éléments si divers, les formes si diverses du tubercule, et de l'autre des matières si différentes et considérées comme si étrangères à sa composition, donner lieu par leur inoculation au même résultat, à la tuberculose pulmonaire, j'en suis venu à me demander si la prétendue inoculation de cette maladie, si cette prétendue éruption tuberculeuse dans le poumon n'étaient pas le résultat d'une véritable méprise; méprise très-facile à mettre en évidence par les plus simples notions de la mécanique physiologique, sans qu'il soit besoin d'y voir un travail mystérieux, entouré de nuages et dû à des causes occultes.

La matière déposée sous la peau, quelle qu'elle soit, si elle est absorbée et charriée par les vaisseaux lymphatiques ou veineux, va droit au cœur et de là au poumon. Arrivée au poumon, elle le traverse ou s'y dépose. A cet égard, il faut considérer le poumon comme une sorte de crible qui retient ce qui ne peut y passer, c'est-à-dire ce qui ne peut se mêler au sang et s'y diluer. Dans ce cas très-ordinaire, c'est un pur transport et un dépôt. Une expérience fort simple donnera une idée de ce mécanisme. Une certaine quantité de charbon porphyrisé fut injectée, à ma demande, par l'obligeance de M. Colin dans la jugulaire d'un lapin. Au bout de trois semaines environ, le poumon, examiné à la loupe et au microscope, laissait voir tout son tissu parsemé et envahi par la poudre charbonneuse; tout ou à peu près tout y était resté et disséminé dans toute l'étendue de l'organe. Cette expérience montre incontestablement que le charbon a été transporté par les veines au cœur, et du cœur au poumon, et qu'il a été retenu dans le tissu de ce dernier ainsi que je l'ai dit, comme par un crible qui ne l'a point laissé passer.

On me fait remarquer que le charbon a été injecté dans la veine jugulaire, et non déposé sous la peau. Cela ne fait rien au but que je me propose : on n'a fait que raccourcir le parcours de la substance injectée pour assurer son plus facile transport au poumon et sa plus complète dissémination dans le tissu de cet organe. Le but que j'avais était de montrer que toutes les substances insérées sous la peau et absorbées par les lymphatiques et les veines, ne peuvent qu'arriver, comme le charbon, au cœur, et de là au poumon dans lequel elles sont déposées et retenues en plus ou moins grande quantité pour y séjourner et devenir les germes du travail de tuberculisation qu'il nous reste à étudier. Ce mécanisme si simple et si incontestable, si conforme aux plus vulgaires notions de la physiologie, ne fait-il pas justice, comme je l'ai dit, de toutes les causes occultes que l'on est disposé à invoquer pour rendre compte du même phénomène considéré dans sa grande généralité, du phénomène d'élimination par les poumons, de substances hétérogènes introduites dans le sang. Etait-il nécessaire d'invoquer, comme l'a fait notre savant collègue et ami M. Bouley, cette prétendue loi de *l'expulsion excentrique*, du milieu intérieur vers le milieu extérieur, *cet effort* d'élimination de l'organisme par la voie cutanée et pulmonaire? Quoi qu'en dise notre savant collègue, cette manière de considérer les phénomènes dont il s'agit est toujours quelque peu entachée de cette doctrine des causes finales qui est à nos yeux un des plus grands obstacles au progrès de la physiologie (1). Quoi qu'il en soit, nous disons et nous maintenons que le

(1) M. Bouley a mis en doute *le sens* et *le texte* que nous avons attribués à sa pensée. Voici deux passages textuels de son dernier discours : « Tous les phénomènes (résultant d'introduction dans le sang de pus, de « matières altérées et même de poudres inertes) ont entre eux un rap- « port commun : ils se caractérisent tous par un mouvement excen-

fait général de l'inoculation des matières destinées à provoquer la prétendue éruption tuberculeuse dans le poumon, n'est que l'application et la reproduction, modifiée, diversifiée, comme nous le verrons tout à l'heure, du fait du transport, de la dissémination, et du dépôt de la poudre de charbon dans le parenchyme pulmonaire, en vertu du mécanisme le plus simple, et par les voies ordinaires de la circulation. Les expériences de M. Villemin, les expériences de notre savant rapporteur, celles pratiquées en dehors de l'Académie par les expérimentateurs de tous les pays, à l'aide desquelles on a produit la tuberculose artificielle, n'ont pas d'autre signification.

Mais le fait terminal de la tuberculose, je me hâte de le reconnaître, ne se présente pas, ne s'accomplit pas dans cet état de simplicité d'un simple transport, ou d'un simple dépôt. Il se complique, dans son évolution, de deux éléments qu'il importe de constater d'abord et de spécifier ensuite dans leur mécanisme.

Les expériences de M. Villemin, et surtout celles de M. Colin, ont démontré que la somme de matière tuberculeuse inoculée, comparée à la somme de tubercules engendrés, est de beaucoup inférieure à celle-ci : d'où résulte un accroissement de produit notable et incontestable. Ces expériences ont en outre démontré qu'on ne retrouve pas dans les poumons la matière tuberculeuse telle qu'on la dépose sous la peau, mais modifiée, diversifiée, présentant toutes les formes de la tuberculose spontanée. Cette masse s'est donc accrue en quantité et en qualité.

L'Académie le voit, je n'omets rien de la complexité du phénomène et ne diminue rien de la difficulté du problème à résoudre. J'ai donc à mettre d'accord, avec la doctrine du *transport* et du *dépôt*

« trique du milieu, que M. Bernard a appelé le milieu intérieur vers le « milieu extérieur, c'est-à-dire l'atmosphère..... » Et plus loin : « Le « rapprochement que j'établis ici entre les pustules cutanées et les « abcès pulmonaires, n'est pas une conception simple de l'esprit; je « trouve la vérification de sa justesse dans ce fait expérimental, que « l'abcès dit métastatique des maladies virulentes fournit tout aussi « bien que la pustule tégumentaire la matière inoculable : l'un et l'autre « renferment le virus; donc, ils ont *la même signification;* ils sont « l'expression, l'un et l'autre, *d'un effort éliminateur* réussi dans les « cas de pustulation, empêché dans le cas d'abcédation. »

(*Bulletin*, t. XXXIII, p. 268.)

ces deux faits considérables de la *multiplication* et de la *transformation* de la matière tuberculeuse inoculée.

Le problème que nous avons à examiner, quoiqu'il n'ait jamais été posé aussi nettement, parce qu'il ne pouvait pas l'être avant les expériences de MM. Villemin et Colin, a été néanmoins abordé surtout par les observateurs de nos jours. Trois doctrines principalement ont cherché à le résoudre :

La première, qu'on peut faire commencer à Laennec, que l'on peut appeler la doctrine des *transformations*, ne s'est occupée explicitement que de l'évolution et des métamorphoses du tubercule. Prenant son point de départ, comme on sait, à la granulation grise, dont elle a suivi les développements jusqu'à la caverne tuberculeuse, cette doctrine n'a fait qu'énoncer empiriquement, et sans se rattacher à aucun travail de physiologie pathologique, la série des transformations du tubercule : granulation grise, tubercule jaune, cru, tubercule ramolli, tubercule caséeux, caverne : telle est la formule de l'évolution tuberculeuse, complétement élucidée et établie par MM. Andral et Louis. Cette évolution, admise par le plus grand nombre et confirmée par les dernières expériences de MM. Lebert et Collin, n'avait pas à tenir compte explicitement du phénomène de la multiplication des germes, puisqu'elle ne s'occupait que de l'évolution et de la transformation du germe initial : ses déterminations étaient exactes, mais incomplètes.

La seconde doctrine qui a son point de départ à Broussais, et qu'on peut appeler, malgré l'abus qui a été fait de cette désignation, la *doctrine physiologique*, a considéré l'irritation et l'inflammation comme le principe générateur de la matière tuberculeuse. Je me hâte d'ajouter que cette doctrine ne continue pas à être professée, au moins par le plus grand nombre, avec le caractère d'absolu et d'exclusivité que lui avait attribué son fondateur. Au contraire, la plupart de ses continuateurs ont fait deux parts dans le travail de production, d'évolution et de transformation de la tuberculose; la plupart avec MM. Lebert, Hérard et Cornil, ont admis, sous des dénominations diverses et avec des idées d'origine plus ou moins différente, un élément primitif distinct, représenté par la granulation grise et complétement séparé des masses jaunes et du tubercule caséeux ; ceux-ci seulement considérés comme des produits de l'inflammation, mais d'une inflammation un peu spéciale.

C'est à cette doctrine que se rattache la pneumonie dite caséeuse, en honneur de l'autre côté du Rhin et non dépourvue d'adhérents parmi nous. Il y a donc à compter avec la doctrine de l'inflammation, soit comme origine primitive et absolue de la tuberculose, soit comme participation partielle à ce travail.

La doctrine absolue de Broussais n'a plus guère de représentants déclarés; elle s'est bien infiltrée un peu partout, mais déguisée sous toutes sortes d'accoutrements anciens et modernes qui lui ont enlevé toute son originalité. Nous ne nous y arrêterons que pour celle de ses applications qui persiste avec une certaine autorité: nous voulons parler de la pneumonie dite caséeuse, comme origine des masses tuberculeuses qui portent le même nom.

Prenant pour parfaitement suffisante la réfutation anatomique et clinique que vous a présentée avec tant d'autorité notre savant collègue M. Barth, je me bornerai à faire appel à la tuberculose osseuse pour compléter cette réfutation, et mettre hors de cause l'intervention de l'inflammation initiale dans le mécanisme de la tuberculose en général, et son intervention particulière sous la dénomination de pneumonie caséeuse.

Et d'abord il n'est pas rare, ainsi que vous l'a dit M. Béhier, de rencontrer dans certaines autopsies « des tubercules logés dans l'in- « térieur des organes et restés si bien muets, qu'on ne soupçon- « nait nullement leur existence pendant la vie des sujets. » Nous avons maintes fois fait cette rencontre lorsque nous faisions l'autopsie de sujets morts de tuberculose caractérisée. En dehors du siége principal de la maladie, il y avait souvent des tubercules dans le foie, dans les reins, au centre de l'extrémité de plusieurs os, de l'humérus, du tibia et même de la tête du fémur. Ce sont là autant d'exemples de simple dépôt de la matière tuberculeuse. Mais ces faits particuliers acquièrent une signification bien plus générale lorsqu'on examine la plupart des os qui ont été envahis et partiellement détruits par la tuberculose. On remarque que les parties restantes, celles qui se trouvaient en rapport direct avec les tubercules, sont simplement ruginées, comme usées, sans altération de tissu et presque sans changement de consistance et de couleur. Elles ont été détruites comme par une action mécanique. On peut en voir de très-remarquables exemples sur les dessins que je mets sous les yeux de l'Académie. Parmi ces dessins, il en est un qui offre un bel exemple de tubercule caséeux logé dans l'intérieur d'une vertèbre sans communication extérieure. La dégénérescence caséeuse du tubercule a eu lieu sans altération aucune du tissu périphérique; il y a eu usure régulière, comme si l'on eût emporté la partie d'os détruite avec un emporte-pièce. Ce fait à lui seul repousse toute idée d'inflammation caséeuse. Transporté au poumon, il ne change pas de caractère en changeant de siége et de tissu. Le tubercule caséeux n'est donc pas le résultat nécessaire de la pneumonie caséeuse. Je dis nécessaire, car pour rester d'accord avec les faits, nous aurons à considérer tout à l'heure l'intervention possible, relative de l'inflammation dans la série des accidents consécutifs de la tuberculose pulmonaire, éclairée par ceux de la tuberculose osseuse. Mais n'anticipons pas.

Les personnes qui sont habituellement consultées pour les maladies tuberculeuses des os, savent combien il est fréquent de voir des sujets en apparence très-bien portants et qui se présentent avec des indices certains d'une destruction partielle des corps vertébraux. Des enfants, joufflus, roses, gras, mangeant bien, dormant bien, ont une vertèbre saillante. Les parents, avertis seulement par un peu d'irrégularité dans la tenue ou de difficulté dans la marche, attribuent la disposition anormale de l'épine à une attitude vicieuse, à une chute. L'enfant est tuberculisé; déja une ou deux vertèbres sont en partie détruites. Aucun symptôme, aucun trouble dans la santé n'a trahi cette destruction. Chez d'autres sujets, une douleur erratique, après avoir parcouru et occupé plusieurs points du tronc et de la colonne, va se fixer vers l'articulation de la hanche. C'est le point de départ d'une coxalgie tuberculeuse. Cette pérégrination de l'élément tuberculeux est bien le signal de son transport et de son dépôt définitif dans l'organe où il accomplit son évolution. Un dernier ordre de faits complète les précédents. Dans les affections tuberculeuses vertébrales compliquées d'abcès par congestion, il est presque de règle de voir, dès l'ouverture *directe* de ces abcès, des résorptions, des transports et des dépôts de ce pus sur divers points de l'économie, principalement dans les poumons et les intestins. C'est la résorption de la partie altérée du pus, mélangée de débris de tubercules, qui va semer au loin les germes de la maladie; résorption annoncée par de l'oppression, des vomissements, de la toux, de la diarrhée et la fièvre; et tout cela sans inflammation préalable.

J'ai fait tout à l'heure quelques réserves au profit de l'inflammation comme susceptible d'intervenir dans le travail de la tuberculose et de le compliquer. Je fais deux parts de ce travail, deux parts suggérées par l'observation de ce qui se passe dans le cours de l'évolution de la tuberculose osseuse.

Il n'est pas rare, chez les jeunes sujets lymphatiques ou scrofuleux, de voir succéder une éruption de tubercules à une chute, à une violence qui a d'abord provoqué le cortége des symptômes inflammatoires dans la partie lésée. A ces premiers symptômes apparents apaisés par un traitement approprié, succède le gonflement inerte de la partie lésée, signal de l'évolution tuberculeuse. D'où vient, dans ces cas, la semence tuberculeuse? Elle s'est développée directement sur place; sans aucun doute; mais elle est née, non directement de l'inflammation, mais des éléments arrêtés ou laissés à sa suite par l'inflammation. Le germe circulait avec le sang, ou bien c'est un caillot, quelques globules frappés de mort par le travail inflammatoire, et qui sont devenus, comme nous le dirons plus loin, le point de départ, l'agent provocateur du tubercule. Voilà donc un cas où l'inflammation a présidé occasionnellement au début de la tuberculose. Appliquée au poumon, cette explication est-elle moins plausible, et ne rend-elle pas compte des faits articulés naguère, dans le même but, par notre savant collègue M. Hérard?

Mais le second ordre d'intervention du travail inflammatoire dans l'évolution de la tuberculose est bien plus manifeste et bien plus facile encore à expliquer. La tuberculose osseuse présente généralement dans son cours quatre périodes : la période de *dépôt*, la période de *réaction éliminatrice*, la période de *suppuration* et la période d'*exposition*. Ces distinctions, dont nous tirerons tout à l'heure un grand enseignement pour la tuberculose pulmonaire, montrent tout d'abord l'époque où le travail inflammatoire intervient, le caractère de sa participation et le genre de résultat qu'il produit. N'est-il pas logique d'admettre que ce qui se passe sous nos yeux dans les os, coxalgies, tumeurs blanches, etc., se passe de la même manière dans la tuberculose pulmonaire? Les tubercules pulmonaires, après leur période de *dépôt* ou de *formation*, ont leur période de *réaction éliminatrice*, de *suppuration* et d'*exposition inflammatoire*. Je ne veux pas aller plus loin pour le moment. Il me suffit d'avoir réglé le compte de l'inflammation dans l'évolution de la tuberculose pour montrer jusqu'où cet élément modificateur du tubercule peut intervenir dans les stades avancées de la maladie. A ce point de vue, il peut être un des auxiliaires, un des agents du double travail de multiplication et de transformation de la matière tuberculeuse.

Mais ce contingent accessoire de l'inflammation laisse une large place à l'initiative d'un travail plus général, plus profond et plus continu dans la production des éléments tuberculeux. C'est ce qu'a senti l'école allemande introduite dans cette discussion par un de nos collègues sous le nom de la doctrine de la *prolifération.*

Présentée en termes magnifiques par notre éloquent collègue M. Chauffard, elle a acquis un surcroît d'importance et d'autorité qu'elle n'avait pas avant cette manifestation éclatante; manifestation qui lui a donné, en quelque façon, droit de cité parmi nous. La doctrine de la prolifération, qui joue d'ailleurs un certain rôle dans tous les travaux de l'histologie contemporaine, mérite donc qu'on s'y arrête, non à cause de son bien fondé, que je lui conteste, mais à cause de l'influence qu'elle exerce et du patronage qui l'a introduite parmi nous.

La doctrine de la prolifération a compris, mieux que toute autre, l'ordre de faits qu'elle avait à expliquer. La multiplication des semis tuberculeux sous l'influence de l'inoculation et cette multiplication dégagée du travail inflammatoire dont elle était restée tributaire, pour être ramenée au processus physiologique normal, constituait un problème dont les doctrines précédentes avaient à peine effleuré la surface. C'est ce qu'a entrepris la doctrine allemande dite *théorie cellulaire*, doctrine qui place dans le tissu connectif le travail primitif de toutes les générations physiologiques ou morbides, sans se préoccuper autrement de l'élément dynamique qui le précède et le domine, et des influences étiologiques qui le diversifient. Mais pour ne laisser, dans le cas présent, aucune obscurité ni insuffisance d'indication, nous allons reproduire le texte même de la proposition fondamentale sur laquelle M. Chauffard a fait reposer son édifice.

« Prenant pour guide et pour inspiration les travaux de M. Vir-
« chow, on peut, ce nous semble, appliquer aux inoculations de ma-
« tière tuberculeuse cette belle loi de la fécondation d'un tissu par
« les éléments provenant d'un autre tissu, fécondation qui explique
« comment le tissu fécondé produit des éléments pareils à ceux du
« tissu fécondant et non pareils aux siens. Belle loi, je disais tout
« empreinte de vie et qui transporte dans le domaine de l'histologie

« pathologique ce grand fait de la fécondation et de la génération qui « livre à lui seul toute la vie. La matière tuberculeuse insérée dans « les tissus vivants et offerte à l'absorption devient ainsi l'agent fé- « condant qui va solliciter le système lymphatique, vaisseaux et « ganglions, inciter surtout ce système dans sa partie ganglionnaire, « le féconder, le pousser à la prolifération d'éléments semblables, « lesquels iront se multipliant de ganglions en ganglions jusqu'à ce « que la masse des humeurs, que le sang en soit imprégné et qu'une « fécondation secondaire se transmette aux éléments du tissu con- « nectif, si abondant dans les viscères de la vie nutritive, si disposé « d'ailleurs à la prolifération, que M. Virchow a pu soutenir qu'il « était l'origine de toutes les tumeurs néoplasiques et proliférentes. « Quoi de plus légitime que de faire rentrer l'inoculation de la matière « tuberculeuse et ses résultats dans cette doctrine de l'hétérogénie? »

En reproduisant le texte de cette glorification de la doctrine allemande, j'ai voulu rendre hommage à son éloquent interprète, autant que témoigner de mon désir de ne laisser prise à aucune fausse interprétation. Mais, messieurs, ainsi que je l'ai dit à notre très-distingué collègue au sortir même de la séance où il a prononcé son discours, l'éloquence en matière de démonstration scientifique est hors de sa place, elle est dangereuse : elle trompe celui qui s'en sert comme ceux à qui on la sert. La science, la vraie science ne désire que des faits et des interprétations exactes et rigoureuses; c'est ce que nous allons chercher à substituer aux artifices de langage de notre collègue.

La loi sur laquelle repose tout l'édifice de la théorie est celle-ci : les éléments du tissu fécondant se retrouvent dans les produits du tissu fécondé; en d'autres termes, les semblables engendrent leurs semblables, c'est la loi commune de la paternité universelle. Dans l'espèce, nous avons donc à considérer la matière tuberculeuse insérée, comme le tissu fécondant, et les produits de cette insertion comme les produits du tissu fécondé. Or, que nous ont montré les diverses expériences tentées jusqu'ici pour établir l'inoculabilité du tubercule, je parle de toutes les expériences? Elles nous ont montré qu'avec la plus grande diversité de tissus fécondants, avec toutes les modalités du tubercule, avec la granulation grise, avec la matière caséeuse, avec le tubercule ramolli et mêlé au pus des cavernes, avec du pus ordinaire, avec du pus de toute sorte, de la fièvre typhoïde, de la fièvre puerpérale, avec tous les débris de l'organisme, on produit invariablement le tubercule. Où est l'influence de cette paternité multiple et diverse? Où est la concordance des produits du tissu fécondé avec les éléments du tissu fécondant? On l'avouera, c'est une ressemblance bien élastique.

Mais ce n'est pas tout. Voilà pour un côté de la question, c'est-à-dire pour la multiplicité et la diversité des éléments fécondants. Renversons les termes et voyons l'influence de l'unité et de l'homogénéité de ces éléments fécondants par rapport aux produits des tissus fécondés. Voici un expérimentateur digne de toute confiance qui produit — avec des granulations péritonéales, offrant les caractères types des granulations dites tuberculeuses — les résultats les plus inattendus. Que l'Académie veuille bien le remarquer, c'est M. Lebert, l'esprit droit et impartial par excellence, qui inocule à la nuque d'un cochon d'Inde *parfaitement bien portant* des granulations péritonéales types, et pas autre chose, et qui produit, quoi? je ne puis vous citer en entier le catalogue des lésions, des altérations, des produits les plus divers; il y en a trois pages, chacun les retrouvera détaillés dans la lettre de notre savant collègue insérée au BULLETIN DE L'ACADÉMIE (t. XXXIII, p. 114 et suiv.). Mais je me bornerai à indiquer brièvement les principaux résultats de ses expériences. « Qu'obtenons-nous, dit M. Lebert. Sont-ce des granulations types et rien que des granulations? « A coup sûr nous en obtenons dans les poumons, dans la rate, mais « bien d'autres produits encore et de si nettement phlegmasiques « d'un côté, et montrant d'un autre côté tellement bien tous les passages entre les granulations et l'inflammation non douteuse, qu'aucune délimitation nette ne saurait être tracée entre ces divers produits de transmission. Les glandes lymphatiques présentent une « infiltration homogène comme dans l'affection dite tuberculeuse des « glandes, nulle part des granulations, tandis que l'hyperplasie des « cellules glandulaires lymphatiques prédomine dans les glandes superficielles; celles du mésentère offrent presque une *transformation fibreuse*. Mais quoi de plus instructif que le foie? Absence de « granulations, mais l'inflammation du tissu connectif interstitiel à « tous les degrés de développement, foyer gélatiniforme de tissu connectif en voie d'hyperplasie, et tous les passages à des foyers « indurés dans lesquels un tissu cicatriciel a étouffé pour ainsi dire « les cellules du foie; de plus, état diffus du tissu hépatique normal,

« avec tous les passages à l'induration atrophique diffuse, etc., etc. »

Voilà, messieurs, ce qu'a produit la paternité unique, homogène, rigoureusement circonscrite dans sa forme la plus caractéristique, la granulation type, pour l'appeler par son nom ; voilà sa lignée nombreuse et diverse. N'est-ce pas la confirmation inverse de l'expérience précédente? Dans l'une, avec la plus grande variété, la plus grande hétérogénéité, la plus grande diversité des éléments fécondants, l'inoculation donne lieu à un seul et même produit, le tubercule ; dans l'autre, avec la plus parfaite unité, le plus parfait type, l'élément le plus caractérisé du facteur tuberculeux, on obtient au contraire toute une légion de produits appartenant à tous les cadres de l'histologie pathologique. Et c'est ainsi que se trouve confirmée cette belle loi, cette loi unique dans son genre, du pathologiste de Berlin ! Cela ne suffit-il pas pour la caractériser, pour ne lui laisser d'autre lustre que celui que lui a donné le brillant pinceau de notre collègue.

S'il était nécessaire d'ajouter à cette opposition si complète entre les faits et la doctrine, d'autres raisons pour en montrer l'inanité, combien n'en trouverions-nous pas de plus puissantes dans l'ordre étiologique ! Dans l'enthousiasme de sa création décapitée, M. Virchow et ses continuateurs n'ont oublié qu'une chose : la semence qui féconde, c'est-à-dire la force qui anime et la cause qui détermine. Je me trompe, messieurs : pour sauvegarder l'élévation de son esprit, M. Chauffard a su faire d'utiles réserves. Cette conception, par trop matérielle, par trop végétative, par trop isolée du grand moteur de l'organisme, il l'a animée d'un souffle de vie en la plaçant plus directement sous la dépendance de la vitalité générale. Mais cette réserve ne suffit pas à la science d'aujourd'hui. La vie a ses agents plus directs, ses forces et ses matériaux plus près de l'œuvre ; le système nerveux et le système vasculaire, intermédiaires indispensables d'un vitalisme plus concret, plus scientifique, doivent, avec les éléments étiologiques auxquels l'organisme est accessible, régler toutes les actions spéciales, tous les produits spéciaux dont il est le théâtre. Je suis d'autant plus surpris que M. Chauffard n'ait pas poussé ses réserves jusque-là, que je l'ai entendu, non sans satisfaction, déclarer hautement que l'avenir de la physiologie pathologique était dans la voie étiologique.

Telles sont donc, messieurs, les trois doctrines qui ont cherché jusqu'ici à éclairer le mécanisme physiologique de la tuberculose. Après avoir signalé leurs lacunes et montré leur insuffisance, je vais chercher à compléter l'interprétation que j'ai commencée des expériences de M. Villemin, et à formuler la doctrine qui doit résulter de cette interprétation.

Ces expériences, rappelons-le une dernière fois, établissent que diverses matières, comprises sous le nom de tubercules, insérées sous la peau, se rendent au poumon avec un accroissement notable de leurs éléments, et une sorte de reproduction des formes auxquelles elles ont été empruntées. On sait déjà que le fait du transport des matières absorbées et non assimilées est une conséquence nécessaire de l'organisation des parties. Mais d'où vient le supplément d'action qui a pour effet la multiplication et l'organisation successives des éléments nouveaux déposés dans le poumon? Pour résoudre cette difficulté, il nous suffira de suivre pas à pas, *sans théorie aucune*, les expériences d'inoculation de notre savant rapporteur, et de leur emprunter, en les généralisant, les observations particulières consignées dans le procès-verbal de ses expériences. « Les lamelles tubercu-« leuses de la pulpe insérées sous la peau du lapin, de l'agneau, du « chien, s'y pénètrent d'abord *d'un exsudat* inflammatoire que leur « présence et la solution de continuité *provoquent*, puis cette ma-« tière se *résorbe* peu à peu, lentement, très-lentement; si bien que « chez certains sujets *on n'en trouve plus* au bout d'un à deux mois « que de faibles traces. « Et plus loin : « Une fois que la matière tu-« berculeuse pure ou associée soit à du pus, soit à des produits de « transformation, s'est introduite dans le système lymphatique, elle « n'a plus qu'à marcher vers le centre; or elle le fait, à ce qu'il semble, « avec lenteur, car elle *détermine* sur son chemin *l'adénite*, *la lym-« phangite*, et elle *laisse* dans les ganglions *des dépôts considérables*. » Enfin, dans le narré d'une expérience sur un lapin, M. Colin mentionne : « Sous la cicatrice de l'inoculation se trouvait un petit noyau « tuberculeux, duquel s'échappait une corde blanchâtre se prolon-« geant vers l'épaule, corde formée par des lymphatiques pleins de « *matière caséeuse*. » — Qu'est-ce que cela, messieurs, si ce n'est le témoignage répété d'un fait nécessaire, à savoir : l'exsudation plastique provoquée dans tout le parcours des matières injectées, lesquelles matières incessamment accrues de ces exsudations vont déposer et disséminer dans le poumon l'ensemble de leurs éléments, sans cesser d'y provoquer, comme sur tous les points de leur parcours, le travail d'exsudation plastique constaté à leur point d'insertion? Je ne veux point discuter ni préciser la nature de ce travail, je fais au contraire abstraction de toute interprétation doctrinale; il me suffit d'en constater, d'après notre rapporteur lui-même, le résultat matériel purement expérimental. Or ce résultat, quel est-il? C'est ce qui s'observe partout dans l'économie. Partout où une substance antipathique et non assimilable est déposée ou introduite dans nos tissus: partout elle y provoque cette réaction de contact, réaction qui a ses modes et ses degrés et qui déborde de beaucoup la sphère d'une simple prolifération physiologique du tissu connectif; ce résultat varie avec la nature de la substance introduite et les propriétés du tissu qui la reçoit. Ainsi conçue, la tuberculose artificielle se résout donc dans une action physiologique commune comprenant trois termes, le transport et le dépôt d'une matière hétérogène antipathique à l'économie, accrue sur son passage et à son arrivée de tous les produits de sécrétion provoqués par son contact. On ne saurait avoir une meilleure idée de ce mécanisme que par l'exemple cité, à une autre point de vue, par notre savant collègue M. Bouley, de la formation du tubercule de la morve. A la place du pus, qui est, dans l''espèce, l'élément provocateur de l'exsudat et de son enveloppe, mettez tous les produits tuberculeux, toutes les substances hétérogènes non assimilables, et vous aurez la théorie générale du mécanisme de la tuberculose. Le tubercule ainsi dédoublé comprend donc deux sortes d'éléments : son germe initial et son tissu d'enveloppe qui peuvent se confondre à l'œil nu ou au microscope, mais que l'esprit est obligé d'admettre lorsqu'il en a compris les origines différentes et le mécanisme.

Cette conception nouvelle de la tuberculose a l'avantage de consacrer toutes les données d'étiologie que l'observation traditionnelle a recueillies, et d'ouvrir la voie à toutes celles qu'elle recueillera ultérieurement. Dans cette théorie, les causes *externes* aussi bien que les causes *internes* trouvent leur place. Le froid, le chaud, le séjour dans les lieux malsains, mal aérés, comme les casernes, les professions portant habituellement des corps étrangers dans les voies respiratoires, telles que la profession de mineur, de rémouleur, de charbonnier. Les affections éruptives, la rougeole, la scarlatine, les cachexies, les diathèses, la scrofule : en un mot tout ce qui peut *introduire* ou *localiser*, dans les organes les plus exposés et les plus disposés, les éléments hétérogènes capables de provoquer l'exsudation des éléments du tubercule. C'est ainsi que, suivant l'articulation intuitive de notre éminent collègue M. Pidoux, la plupart des maladies chroniques sont susceptibles de laisser après elles — non pas, comme il l'a dit, parce qu'elles sont usées — des résidus, sorte de *caput mortuum*, qui sont autant de germes et d'épines propres à provoquer l'excrétion tuberculeuse.

Mais en dehors de cette classe, la plus nombreuse et la plus fréquente, d'éléments de tuberculose, il en est une autre d'un caractère plus spécial et plus capable encore de mettre en évidence le travail pathogénique, la filiation et la différentiation des espèces tuberculeuses. Je dis *espèces* pour frapper davantage l'attention à l'endroit de cette catégorie d'éléments étiologiques oubliés jusqu'ici dans la discussion : je veux parler des tubercules d'origine *parasitaire*.

Un médecin dont le nom n'a même pas été prononcé dans ce débat, mais qui méritait à tous les titres de l'être, M. le docteur Kuhn aîné (de Niederbronn), l'ancien collaborateur de Bréchet, a adressé naguère à cette Académie une suite de recherches microscopiques sur les tubercules pulmonaires. Dans ces recherches, l'auteur a fait connaître plusieurs espèces de tubercules dont il attribue l'origine à des corps organisés vivants du règne végétal et animal (conferves, mucédinées, acéphalocystes). Je recommande entre autres à MM. Bouley et Colin le mémoire de M. Kuhn sur les acéphalocystes qui se rencontrent dans divers organes de la race bovine. « J'ai fait voir, dit « l'auteur, que les acéphalocystes peuvent déterminer de gros tu- « bercules enkystés, et je suis parvenu, par une suite d'observations « longtemps et patiemment continuées, à dévoiler le mode de forma- « tion de ce genre de tubercules. En effet, ajoute M. Kuhn, l'acépha- « locyste détermine autour d'elle à l'instar de tout corps étranger la « formation d'un kyste ; de ce kyste, il suinte une matière jaune ca- « séeuse, tuberculeuse, qui, en s'accumulant, refoule peu à peu l'a- « céphalocyste, et finit par effacer tout à fait cette dernière dont on « ne retrouve plus, en dernière analyse, que la pellicule noyée en « quelque sorte dans la matière tuberculeuse (1). »

L'Académie voudra bien le remarquer, l'auteur ne donne point ce

(1) Gaz. méd., 1834, p. 342.

genre de tubercule comme absolument pareil à ceux qu'on rencontre chez l'homme; il en indique plusieurs autres encore, tels que le tubercule produit chez le cochon par le cysticerque, et un autre de l'espèce bovine qui n'est point enkysté et qui présente des granulations grises analogues à celles qui caractérisent le tubercule ordinaire chez l'homme. Dans l'opinion de l'auteur, ces espèces différentes de tubercules sont des types propres à faire admettre une classification étiologique des tubercules, et à mettre sur la voie de la double origine que je me suis efforcé de faire prévaloir dans cette argumentation. On peut y comprendre la phthisie vermineuse de certains animaux et en rapprocher l'expérience dans laquelle M. Collin est parvenu à produire des tubercules chez une brebis à laquelle il avait inoculé des tranches d'une tumeur renfermant des strongles vivants. Ce rapprochement implique de ma part la conviction que le tissu de cette tumeur était bien du tubercule lui-même, provoqué, engendré par la présence du strongle; et l'interruption dont je viens d'être l'objet de la part de M. Collin m'oblige à déclarer que ce n'est pas son opinion que j'exprime; je me borne à rapporter son expérience comme confirmant la doctrine que je cherche à établir. Pour expliquer comment un fragment de cette tumeur inoculé a pu produire du tubercule, notre savant rapporteur est obligé de supposer qu'elle « *renfermait une certaine quantité* » d'éléments tuberculeux : n'est-ce pas une hypothèse mise à la place du fait?

Il résulte donc de ce que je viens d'exposer que, pour moi, la nature du tubercule varie avec les éléments qui lui donnent naissance, et qu'il renferme toujours deux éléments distincts : l'élément pathologique initial, l'épine provocatrice, et la matière exsudée sous l'influence de cette provocation. Qu'on le remarque bien, je ne prétends aucunement que ces deux sortes d'éléments se montrent toujours anatomiquement distincts dans le tubercule. Ils peuvent y être séparés, associés, confondus; l'un peut même avoir fait disparaître l'autre, quoiqu'il se soit imprégné de son essence; mais la conception théorique du tubercule, telle que je viens de la donner, comprend nécessairement cette dualité d'éléments.

L'heure étant très-avancée, je devrai passer rapidement sur les questions pourtant si importantes de spécificité, de virulence et de contagion de la tuberculose, comme conséquences inductives des expériences de M. Villemin. Les questions de virulence et de spécificité ont été si parfaitement traitées par nos collègues MM. Chauffard et Pidoux, que je puis me prévaloir de leurs démonstrations pour concentrer toute mon attention sur la question de la contagion de la tuberculose. Cette question est d'une importance capitale, et les partisans qu'elle conserve dans cette enceinte, soutenus sans doute par les nombreux faits cliniques cités, seraient bien capables de se prévaloir de ces faits, si de nouvelles lumières ne venaient en éclairer le mécanisme et en régler la valeur. Je me crois d'autant plus autorisé à traiter cette question, que j'admets la contagion *relative* de la phthisie pulmonaire dans certaines conditions déterminées, et que, parmi les faits que j'ai observés, je puis me citer personnellement comme exemple.

Posons d'abord en fait que la tuberculose, de son essence, n'est pas contagieuse. Pour mettre cette vérité hors de doute, il suffit de considérer la tuberculose dans d'autres organes que le poumon, dans le tissu osseux, par exemple. Qui a jamais vu, qui a jamais supposé la contagion d'une tumeur blanche, d'une coxalgie tuberculeuse ? Une telle proposition n'aurait besoin que d'être énoncée pour provoquer un sourire général d'incrédulité. Pourquoi la tuberculose pulmonaire aurait-elle, en tant que tuberculose, le privilége que n'ont et ne sauraient avoir la tuberculose des os, du foie, des reins, du cerveau, etc. ?

Avec un instinct de prévision supérieure, deux de nos collègues, MM. Chauffard et Pidoux, avaient déjà dit, sans être pourtant fixés sur la réalité des faits de contagion allégués, que si la tuberculose pouvait être contagieuse, ce n'était que dans des conditions particulières et déterminées. M. Pidoux a même ajouté « que les cas cités ne pouvaient avoir eu lieu qu'à une période très-avancée de la maladie. » Eh bien ! je crois être en mesure de spécifier nettement ces conditions.

Et d'abord je dois rappeler une série de faits que j'ai observés durant le cours de mes études médicales, dans lesquels deux femmes et leurs maris, quatre personnes, sont mortes successivement phthisiques, le premier mari ayant contracté la maladie de sa première femme et l'ayant transmise à sa seconde femme, et cette dernière, après la mort de son premier mari, l'ayant transmise à son second mari, qui a succombé après elle (1). Ce fait m'avait donné dès long-

(1) Ces faits remarquables ont été consignés dans l'excellent ouvrage

temps à réfléchir; ce n'est que plus tard que j'en ai trouvé, je crois, la signification.

On n'avait pas remarqué jusqu'ici la très-grande différence qui existe entre la période de la tuberculose pulmonaire, où les tubercules, quoique ramollis, sont encore enfermés, non encore en communication avec les bronches, et la période dans laquelle cette communication est établie. Dans la première période, les tubercules, maintenus à l'abri du contact de l'air, sont en quelque façon dans la condition des *plaies sous-cutanées;* dans la seconde, au contraire, la caverne ouverte à l'air constitue une surface et comme une *plaie suppurante exposée.* Dans cette dernière condition, la maladie se complique de tous les effets de l'altération du pus tuberculeux par l'air et par l'air chaud confiné. La caverne devient un foyer de putréfaction qui empoisonne le malade et l'atmosphère qui l'entoure. La fièvre hectique, la diarrhée colliquative et les sueurs dont il est inondé établissent autour de lui un véritable foyer d'infection attesté par l'odeur nauséabonde et putride qu'il ne cesse d'exhaler. C'est dans cette condition que des maris, que des épouses, trop dévoués, continuant à cohabiter ensemble, contractent la maladie par infection. C'est donc une *contagion par pure infection.*

J'ai dit que moi-même j'avais failli être victime d'une infection de ce genre. Il y a une quinzaine d'années, en effet, j'eus à donner des soins à un malheureux phthisique chez lequel il existait une large communication entre la plèvre et les bronches, à travers une perforation tuberculeuse du poumon. Comme conséquence de cet état, il s'était accumulé dans la plèvre correspondante une grande quantité de pus putréfié. Je fis une première fois l'extraction de ce pus par la méthode sous-cutanée, en présence de MM. Louis, Velpeau et Boinet. C'était une véritable infection. Ayant été obligé de renouveler l'opération plusieurs fois, je dus renoncer à donner mes soins au moribond, en proie que j'étais à une toux continue, accompagnée de fièvre, d'expectoration purulente et d'exhalations cutanées, d'une

---

de M. le docteur Fournet, avec lequel je suis heureux de m'être rencontré, sur plusieurs points, en communauté d'idées. L'ouvrage de M. Fournet, trop peu cité dans la discussion, est, sans contredit, un de ceux où l'esprit philosophique s'allie le mieux à l'observation clinique pour en déduire les vrais principes qui règlent la matière.

odeur cadavérique. J'eus beaucoup de peine à me tirer de cet état qui dura plusieurs mois.

Voilà donc comment la tuberculose arrive à être contagieuse ; mais la science, mieux éclairée, devra dire désormais *infectieuse*. Je n'ai pas besoin d'insister pour établir que ce mode de contagion n'a rien de commun avec la contagion absolue, essentielle, que M. Villemin a cru pouvoir induire de ses expériences, et à laquelle plusieurs de nos collègues, et en particulier notre savant rapporteur, ont prêté l'appui de leur autorité.

Telles sont les observations que j'avais à communiquer à l'Académie sur les expériences de M. Villemin et sur la discussion dont elles ont été l'objet. Ces observations peuvent se résumer comme il suit :

1° Les expériences de M. Villemin, tendant à démontrer que la tuberculose est inoculable, ne sont propres qu'à établir que la matière dite tuberculeuse, comme beaucoup de substances organiques antipathiques à l'économie, sont absorbées et transportées au poumon par les voies ordinaires de la circulation, et s'y déposent avec les produits exsudés sur leur passage et provoqués par leur contact.

2° Généralisant les données fournies par ces expériences et toutes celles qu'elles ont provoquées, on peut dire que le mécanisme de la tuberculisation consiste dans le transport et le dépôt dans la trame des organes, et des poumons en particulier, de certaines matières organiques, antipathiques à l'économie et non assimilables, comme aussi dans la formation et le depôt sur place des mêmes substances, par exemple de certains matériaux organiques frappés de mort par la maladie. Ces matières, agents d'exsudation, provoquent, sur leur passage et par leur présence, la formation d'éléments plastiques hétérogènes qui se combinent avec eux ou leur servent d'enveloppe pour constituer les semis tuberculeux de nouvelle formation.

3° Des expériences de MM. Villemin et Collin et de toutes les expériences connues jusqu'à ce jour, ramenées à ce mécanisme physiologique, il résulte que la tuberculose doit être considérée, non comme une maladie spécifique, virulente ou contagieuse, mais comme une maladie susceptible seulement d'être provoquée et reproduite par une sorte de greffe, et de devenir occasionnellement infectieuse.

FIN.

www.ingramcontent.com/pod-product-compliance
Ingram Content Group UK Ltd.
Pitfield, Milton Keynes, MK11 3LW, UK
UKHW020446220726
13923UKWH00005B/2359

9 782019 267285